AF401320

DES

KYSTES SÉREUX CONGÉNITAUX

DE L'AISSELLE

PAR

LE Dr A. DEMOULIN

Ancien interne lauréat, ancien prosecteur des hôpitaux de Paris.

Nous avons observé au mois d'avril 1891 un kyste de l'aisselle, qu'un examen anatomo-pathologique attentif nous a permis de ranger dans la classe des kystes séreux congénitaux. Quelques recherches, entreprises à ce sujet, nous ont montré combien ces kystes sont rares dans la cavité axillaire ; aussi, ne sommes-nous pas surpris de les voir passer sous silence par la plupart de ceux qui ont écrit, dans ces dernières années, sur les tumeurs de l'aisselle.

Voici notre observation :

Claire X..., 9 ans, originaire de Laferté-s-Jouarre (S. et M.) est une petite fille assez grande pour son âge, mais d'une constitution délicate.

Son père et sa mère sont bien portants. Elle a deux frères, l'un âgé de 24 ans, l'autre de 16 ans ; ils jouissent d'une excellente santé et sont bien conformés.

Notre petite malade a eu la rougeole à 5 ans, avant et depuis cette époque elle n'a jamais souffert. A sa naissance, au dire de la mère, elle présentait sur le nez une petite tache rouge de la largeur d'une pièce de cinquante centimes. Le centre de cette tache répondait au lobule. Au bout de huit jours cette tache, très probablement de nature érectile, disparaissait sans traitement.

Claire X... avait quinze jours lorsqu'on s'aperçut qu'elle portait à la partie supérieure de la face interne de la cuisse droite une autre tache de couleur rouge vif, analogue à celle du nez et présentant la surface d'une pièce de un franc environ.

Jusqu'au quatrième mois après la naissance, cette tache s'accrut par l'adjonction d'autres petits îlots rouges qui l'entouraient. Sans traitement encore l'affection disparut vers la fin de la première année.

On trouve aujourd'hui à la partie supérieure de la face interne de la cuisse droite, à la place de la tache rouge, sur une étendue équivalente à celle d'une pièce de cinq francs, une peau alternativement blanche et pigmentée. Là où existe la couleur blanche, la peau est gaufrée, le pigment est de couleur café au lait.

Quant à l'affection pour laquelle on vient nous consulter (tumeur occupant toute la cavité axillaire gauche et soulevant sa paroi antérieure) voici ce que les parents nous apprennent :

Au mois de juin 1888, la mère de Claire X..., (notre malade avait alors 6 ans) s'aperçut que sa fille portait dans l'aisselle gauche, un peu en arrière et vers le milieu du bord inférieur du grand pectoral, une tumeur du volume d'une petite noix. Un médecin consulté diagnostiqua une adénite chronique. La grosseur crût progressivement, atteignit les dimensions d'un œuf, puis resta stationnaire. Au dire des parents cette tumeur était dure, mobile. Elle ne déterminait d'ailleurs aucune souffrance, aucun trouble fonctionnel.

Au mois de janvier 1890, la tumeur augmenta rapidement de volume, sans douleurs ; depuis cette époque elle n'a pas cessé de faire des progrès.

Le 16 avril 1891, quand nous voyons Claire X... pour la première fois, l'état général est bon.

Lorsque le thorax de la malade est découvert, nous sommes frappés par le manque de symétrie des deux côtés de la poitrine, dû à une énorme tumeur qui occupe la partie antéro-supérieure du thorax et l'aisselle gauches. Cette tumeur est limitée : en haut par la clavicule, en bas par le bord inférieur du grand pectoral qu'elle déborde un peu et qu'elle soulève fortement, en dedans par un bord légèrement concave en dehors qui s'avance jusqu'à deux travers de doigt environ de la ligne médiane du sternum. A la place du creux axillaire on trouve une grosse saillie arrondie qui dépasse un peu par en bas les bords réunis du grand dorsal et du grand rond mais ne les rejette pas en arrière.

La peau sur toute la surface de la tumeur ne présente aucune altération, elle est très fine, sillonnée de grosses veines bleuâtres, elle est très mobile.

La tumeur est bien limitée par en bas, mais il est impossible de contourner sa partie supérieure.

Elle est modérément tendue, on y perçoit facilement la fluctuation, la sensation de choc en appliquant de la main gauche une chiquenaude sur sa partie postérieure, la droite reposant sur sa face antérieure. Cette sensation est nette quand on répète la manœuvre en différents sens, et, nous permet de conclure à une tumeur liquide, probablement uniloculaire, ou tout au moins avec une grande cavité centrale. A cause de la netteté du choc, nous pensons que les parois sont minces bien que nous puissions constater au niveau du bord inférieur du grand dorsal et du grand rond, sous la peau mobile, une sorte d'*épaississement de la paroi, présentant de légères bosselures.*

La tumeur est mobile sur les côtes, elle l'est moins quand dans la manœuvre classique de l'abduction du bras avec prière à la malade de le rapprocher du tronc, tandis qu'on s'oppose à ce résultat, on fait contracter le grand pectoral ; dans ces conditions elle est aussi plus tendue ; donc elle est bien sous-musculaire.

Quand on cherche à saisir la tumeur entre les deux mains, l'une appliquée sur la portion thoracique sous-pectorale, l'autre dans l'aisselle, *elle semble diminuer considérablement de volume,* en un mot, *elle paraît réductible.* Nous avons à plusieurs reprises répété la manœuvre et nous étions sur le point de conclure à une réductibilité partielle, probablement due à une communication avec la cavité thoracique, quand nous nous sommes aperçu qu'en comprimant la tumeur, comme nous venons de l'indiquer, la paroi postérieure de l'aisselle bombait en arrière et que l'omoplate se soulevait légèrement. D'où nous avons conclu que, pendant cette manœuvre, la tumeur liquide se déplaçait et filait entre les côtes et l'omoplate. Lorsqu'on ramène le bras dans l'adduction, la partie thoracique de la tumeur augmente de volume, ce qui s'explique facilement par le refoulement du liquide contenu dans le creux axillaire.

D'ailleurs la tumeur ne présente ni battements, ni expansion, ni souffle.

Il nous est impossible de nous rendre compte de l'état du système ganglionnaire de l'aisselle, mais celui du creux sus-claviculaire ne présente pas d'altérations.

La *tumeur est indolente* spontanément et à la pression, elle produit seulement un peu de gêne dans les mouvements d'adduction du bras.

Le membre thoracique gauche est aussi développé que le droit, il ne présente pas de fourmillements, de douleurs, de troubles de la sensibilité ou du mouvement, de troubles trophiques. En un mot, pas de symptômes de compression du côté du plexus brachial. La circulation artérielle et veineuse du membre thoracique se fait normalement.

En présence de ces symptômes, après avoir éliminé la hernie du poumon, le lipome, nous songeons à un abcès froid, sans pouvoir en déterminer la cause. Dans le doute où nous étions, nous pratiquâmes le 22 avril avec l'appareil du Pr Potain, une ponction à la partie la plus déclive de la tumeur. Nous retirâmes 600 grammes d'un *liquide de couleur ambrée claire*, qui présenta ce caractère particulier de se coaguler immédiatement à sa sortie de la canule, en tombant dans le récipient.

La tumeur avait en grande partie disparu, mais la palpation permettait de reconnaître dans l'aisselle, une masse pâteuse qui paraissait avoir le volume d'un petit œuf.

Occlusion de la piqûre avec le collodion au salol. Pansement compressif ouaté. Tout se passe bien, pas de réaction.

La petite malade nous est ramenée le 5 mai 1891.

Le liquide s'est reproduit, la tumeur a au moins le même volume et présente le même aspect que la première fois.

En présence de cette récidive rapide, ignorant en somme la nature de la tumeur kystique à laquelle nous avions affaire, rejetant l'injection iodée à cause de l'épaississement des parois, à cause du voisinage des nerfs et des vaisseaux de l'aisselle qui auraient pu être mal impressionnés par les phénomènes réactionnels qu'amène cette méthode, nous pensâmes que le mieux était d'aller voir ce qu'il y avait dans l'aisselle et nous proposâmes l'ablation. Elle fut acceptée, et je la pratiquai après anesthésie chloroformique facile, le 11 mai 1891, avec l'assistance des Drs Verchère et Beurnier.

La tumeur était très volumineuse, il aurait fallu pour la découvrir complètement, faire une incision très grande, pour l'éviter nous procédâmes comme pour un kyste de l'ovaire.

La peau fut incisée sur la partie culminante de la tumeur, parallèlement au bord inférieur du grand pectoral, un peu en arrière de lui, sur une étendue de six centimètres environ. La graisse sous-cutanée fût déchirée avec la sonde cannelée et bientôt apparut la membrane limitante de la cavité kystique, de couleur blanc-bleuâtre. Le kyste fut facilement décollé du grand pectoral, de la paroi thoracique. du grand dorsal et du grand rond, de la peau de la base de l'aisselle, auxquels il n'adhérait que par de longs filaments celluleux, entre lesquels se trouvait une abondante quantité de graisse ; mais il était beaucoup trop gros pour franchir l'ouverture cutanée.

Une ponction fut pratiquée, elle donna issue à un liquide séro-sanguinolent, le kyste diminua de volume, il fut attiré par l'ouverture et bientôt nous pûmes atteindre sa partie supérieure. Elle adhérait intimement au paquet vasculo-nerveux de l'aisselle, l'incision fut agrandie et nous vîmes que les adhérences étaient surtout intimes avec la grosse veine axillaire.

Nous disséquâmes avec grande précaution, nous servant de nos doigts, de la sonde cannelée et le moins possible du bistouri, bientôt il ne resta plus qu'une bandelette celluleuse de la largeur d'un doigt.

Une ligature au catgut y fut jetée, ce même pédicule sectionné au-dessous du fil, et le kyste nous resta dans la main.

Pendant la dissection de la tumeur, nous trouvâmes à sa surface et y adhérant intimement un filet nerveux long et grêle. C'était une branche perforante moyenne d'un des nerfs intercostaux, elle fut réséquée dans une étendue de 6 à 8 centimètres.

. Lavage de la cavité axillaire avec une solution de sublimé à 1/2000. Réunion immédiate, drain à la partie la plus déclive de la plaie opératoire.

Nombreux vomissements bilieux dans la journée.

Temp. axill. soir, 38°. — Un peu d'agitation.

Le 12 *mai*. — La temp. est à 37°, la jeune malade ne se plaint que d'un peu de gêne dans l'aisselle, elle demande à manger.

Le 15. — Quatrième jour après l'opération, premier pansement, le drain et la moitié des fils sont enlevés.

Le 17. — Ablation des derniers fils.

L'opérée s'est levée le 6e jour et a quitté Paris complètement guérie le 23 mai.

Nous explorons ce jour là, la sensibilité de la partie interne du bras gauche à cause de la résection du filet perforant des intercostaux, elle ne présente aucun trouble comparativement à celle du bras droit.

Examen du kyste. — La tumeur après l'évacution complète du liquide, avait le volume d'un œuf de poule.

Ses parois ont une épaisseur variable.

Sa face externe est recouverte d'un grand nombre de lobules de graisse qui y adhèrent assez intimement, mais n'en font pas partie, ils appartiennent à la graisse de l'aisselle. L'orifice de la ponction, agrandi pendant l'opération est rendu plus large et nous permet d'examiner la face interne du kyste. Elle présente un aspect analogue à celui des oreillettes du cœur, aspect dû à des cloisons incomplètes qui limitent des diverticules d'une capacité variable et dont les plus grands admettent l'extrémité de l'index ; leurs parois ont le même aspect que celui de la cavité principale. En quelques points, au voisinage des cloisons, se trouvent de petites tumeurs transparentes dont le volume varie, les unes sont grosses comme un noyau de cerise, d'autres comme un grain de millet. On les rencontre là où la paroi est plus épaisse, elles contiennent un liquide citrin un peu visqueux au toucher. Les diverticules, les cloisons, la cavité des petites tumeurs sont recouvertes d'une sorte de vernis lisse.

Voici l'examen microscopique qui nous a été remis par notre ami le Dr Coffin, sous-chef du laboratoire d'histologie de Clamart. Nous le prions d'agréer tous nos remerciements.

La paroi interne du kyste soumise à l'imprégnation au nitrate d'argent, montre un revêtement endothélial très net. Cet endothelium est constitué par des cellules allongées, à bords crénelés, qui rappellent absolument l'endothelium des *vaisseaux-lymphatiques*. Cet endothelium repose sur une paroi constituée en grande partie par du tissu conjonctif, renforcé par places de fibres élastiques, surtout au niveau des travées. En quelques points de la paroi on rencontre des fibres musculaires lisses.

Les vaisseaux sont nombreux dans la paroi mais d'un petit volume. Il n'y a pas de vaisseaux lymphatiques en rapport avec le kyste.

Dans leurs études sur les kystes séreux du cou, dit Duplay, Maunoir, Lawrence, César Hawkins et Gurlt avaient signalé incidemment l'existence de kystes analogues dans l'aisselle. Mais aucun travail important n'avait été publié sur ce sujet spécial lorsque John Birkett fit connaître trois observations personnelles de kystes séreux ou séro-sanguins de l'aisselle en les accompagnant de remarques propres à en éclairer la nature et le diagnostic ; — et plus loin il ajoute : « Il est probable que de nouvelles observations démontreront que ces kystes appartiennent à la classe des kystes séreux congénitaux dont la pathogénie est d'ailleurs assez obscure » (Duplay, *Tr. path. ext.*, t. VII).

L'observation que nous venons de rapporter confirme pleinement cette opinion.

Kœnig (*Tr. path. chir. spéc.*, trad. française) à propos des tumeurs de l'aisselle dit simplement : « Les lymphangiomes caverneux (lisez kystes congénitaux, car c'est la même chose pour les Allemands) ne sont pas très rares dans la région de l'aisselle, une partie d'entre eux peut être facilement extirpée ».

John Birkett (*Med. chir. trans.*, 1868) nous apprend que le premier cas observé appartient à Damen, de la Haye, qui le publia en 1780, et il ajoute que ce cas était absolument semblable quant au siège et aux limites à celui de la deuxième observation de son mémoire.

Ce kyste ne fut pas ponctionné, aussi n'avons-nous pas de notions sur son contenu. Puis vient une observation de Gurlt de tous points analogue encore à celle du deuxième cas de Birkett. Ici l'auteur anglais rappelle que le malade de Gurlt était un jeune homme de 18 ans, que la tumeur fut ponctionnée et qu'elle contenait du sérum et du sang.

Nous n'avons pu retrouver ces deux observations qui avaient attiré l'attention du chirurgien anglais. Le mémoire de Birkett contient trois observations, nous ne retiendrons que les deux premières, car il s'agit dans la troisième d'un kyste séreux congénital du cou qui, passant sous la clavicule, avait envahi secondairement la cavité axillaire.

En France, deux cas seulement ont été publiés, l'un par M. Pilate, d'Orléans (*Gaz. hôp.*, 1879, p. 99), l'autre par M. le professeur Lannelongue (*Tr. des kystes séreux congénitaux*, p. 380).

En Allemagne, on le sait, les kystes séreux congénitaux sont considérés comme des lymphangiomes kystiques, c'est de ce côté que nous avons dirigé nos recherches et nous avons été assez heureux pour trouver dans un mémoire de *Nasse* sur le lymphangiome, publié dans les *Archives de Langenbeck* pour 1889, deux cas de kystes séreux congénitaux de l'aisselle. Nasse cite bien un troisième cas, mais il n'en donne pas l'observation clinique, il se borne à faire une étude anatomo-pathologique très attentive d'un morceau de tumeur extirpé, en 1885, par Kœnig, du creux axillaire d'un enfant de 11 ans. Cette tumeur existait à la naissance, elle était ulcérée depuis six mois quand le chirurgien en fit l'extirpation. C'est une tumeur complexe à laquelle Nasse donne le nom d'hémato-lymphangiome caverneux mixte. Comme nous nous plaçons ici avant tout sur le terrain clinique, nous croyons devoir éliminer cette tumeur très proche parente des kystes séreux congénitaux si nous en jugeons par le titre de l'observation. Sa lecture semble prouver qu'il y avait association d'une tumeur érectile et d'un lymphangiome. C'est un fait à retenir.

Avec notre observation personnelle, nous arrivons à un total de sept cas de kystes séreux congénitaux, nés primitivement dans l'aisselle.

Nous nous bornerons à rapporter dans nos observations les examens anatomiques des tumeurs enlevées et nous nous garderons bien d'écrire, voire même d'esquisser un chapitre d'*anatomie pathologique* et de pathogénie de cette sorte de tumeurs axillaires. Elles ne diffèrent en rien, quant à leur structure, des kystes séreux congénitaux des autres régions, de ceux du cou en particulier, avec lesquels elles se continuent quelquefois (Obs. III du mémoire de Birkett). Leur anatomie est bien connue ; quant à leur pathogénie, rappelons seulement que si en Allemagne on place nettement leur origine dans le système lymphatique, en France on est plus réservé, on conserve quelques doutes, on se demande si certaines transformations des tumeurs érectiles ne peuvent pas elles aussi être l'origine de kystes séreux congénitaux. On trouve dans la *Gazette hebdomadaire* de 1855 (p. 398) une observation de Verneuil et Warmont qui a pour titre : Sur les kystes développés dans les tumeurs érectiles veineuses enflammées. Il s'agit d'un garçon de trois ans (du service de Guersant) qui portait une tumeur congénitale, siégeant sur la paroi thoracique, en avant du bord inférieur du grand pectoral. La tumeur fut

extirpée. Elle était composée de kystes multiples à contenu variable, séreux ou sanguin. L'aspect de la face interne des cavités kystiques était comparable à celui des
oreillettes du cœur, les parois étaient composées de tissu
fibreux avec fibres lisses. En somme, cette tumeur est
un type de ce qu'on appelle aujourd'hui kyste séreux congénital. Par une étude anatomo-pathologique qui est un
modèle d'exposition, Verneuil démontre péremptoirement
que les cavités kystiques viennent de la transformation de
la tumeur érectile. Soyons donc réservés sur l'origine
lymphatique des kystes séreux congénitaux. On trouve
du reste toutes les données du problème fort bien expo-
sées dans le traité du professeur Lannelongue qui semble
se rallier quoiqu'avec réserve, à la théorie lymphatique, si
nous en jugeons par cet extrait : « Mais encore une fois ces
considérations générales sont fondées seulement sur des
analogies et non sur des preuves et pour nous résumer
nous dirons que dans notre opinion l'origine lymphatique
des kystes séreux congénitaux est fort probable mais non
encore démontrée (*loc. cit.*, p. 325) ».

Toutefois il nous semble indispensable de rappeler un
fait d'anatomie macroscopique qui explique les épaississements de la paroi, révélés par un examen attentif de la tumeur chez le malade. C'est qu'un kyste séreux congénital
uniloculaire cliniquement ne l'est que bien rarement au
point de vue anatomo-pathologique, car à côté du grand
kyste, il existe toujours (au moins d'après nos observations)
d'autres petits kystes de volume variable, bien remplis, ré-
nitents. Ce sont eux qui en formant un groupe plus ou
moins nombreux donnent lieu aux épaississements de la

paroi qu'on peut presque toujours reconnaître, même quand il existe un gros kyste fluctuant, et, qu'on constate toujours, après la ponction.

Mais il peut se faire que la tumeur soit exclusivement composée de petits kystes bien tendus, agglomérés. Elle est alors dure, multilobulée, bosselée, grenue, c'est surtout alors, comme nous le verrons plus tard, qu'on peut la confondre avec un lipome (Obs. I de Birkett ; obs. II de notre travail).

Comme dit le professeur Lannelongue, l'épithète de congénital appliqué au mot kyste n'implique pas qu'il existe au moment même de la naissance, elle indique seulement que son existence se rattache à un trouble du développement, trouble qui peut ne se révéler qu'à un âge fort avancé.

Cependant si nous en jugeons d'après les faits que nous rapportons, c'est dans les premières années de la vie que les kystes séreux congénitaux de l'aisselle apparaissent.

Ainsi la tumeur fut constatée pour la première fois :

Dans un cas	à	1 an (obs. III)
— deux cas	»	2 ans (obs. IV, VII)
— un cas.	»	2 ans 1/2 (obs. V)
— un cas	»	6 ans (obs. I)
— un cas	»	8 ans (obs. VI)
— un cas	»	22 ans (obs. II).

Une fois (obs. V) le *sexe* n'est pas indiqué, pour les six autres observations, nous trouvons trois garçons et trois filles. Il semble donc que le sexe n'ait aucune influence sur le développement plus ou moins fréquent des kystes séreux congénitaux de l'aisselle.

Le traumatisme n'est signalé dans aucun cas comme cause occasionnelle de leur apparition.

— Le *début* des kystes séreux congénitaux de l'aisselle passe le plus souvent inaperçu. C'est par hasard que le malade, s'il est adulte (obs. II) ou que ses parents s'il s'agit d'un enfant (nous venons de le voir, c'est le cas de beaucoup le plus fréquent) constatent la présence d'une tumeur dans le creux axillaire ou sous le grand pectoral (obs. III). Dans deux cas où la tumeur a été reconnue de bonne heure, elle présentait déjà le volume d'une noix (obs. I, obs. IV).

Ces kystes se développent et évoluent sans douleur spontanée, ce qui explique qu'on les méconnaît le plus souvent à leur début. Quand ils ont acquis un certain volume, ils ne déterminent qu'un peu de gêne surtout accusée dans les mouvements d'adduction du bras. La pression à leur surface, la compression de la masse par les doigts du chirurgien est indolente, de même que celle qu'exerce sur eux le grand pectoral quand il se contracte et sous lequel ils plongent le plus souvent.

La plupart du temps, le chirurgien n'est consulté que quand la tumeur a acquis un certain volume, celui d'un gros œuf (obs. IV), du poing (obs. VI ; obs. VII), d'une tête d'adulte (obs. I).

On doit toujours, pour bien juger de la déformation de la région, comparer le côté malade avec le côté sain, et ce qui frappe tout d'abord, quand la tumeur a acquis le volume du poing par exemple (n'oublions pas qu'il s'agit le plus souvent de jeunes enfants), c'est le soulèvement de la paroi antérieure de l'aisselle, du muscle grand pectoral jusqu'à la clavicule, la convexité du creux axillaire qui remplace sa concavité normale (obs. I, III, IV, V, VI, VII). Si la tumeur atteint des dimensions plus considérables (obs. I, obs. III) la paroi postérieure de l'aisselle est à son tour repoussée en arrière, et, l'omoplate même peut être légèrement sou-levée.

La peau qui recouvre la tumeur *est saine dans tous les cas.* Elle conserve sa coloration normale et laisse voir quelquefois de grosses veines bleuâtres. Cette peau reste mobile car elle n'est reliée à la tumeur sous-jacente que par des filaments celluleux très lâches.

La *palpation* de toute tumeur de la cavité axillaire, quand elle n'a pas contracté d'adhérences serrées avec les parois, n'est pas chose facile. Dans ces conditions, si elle est d'un volume petit (noix) ou moyen (poing), elle fuit sous la main qui l'explore (obs. II, obs. IV) ; très développée on saisit mal ses limites, car, elle a une tendance à s'enfoncer dans le large espace que limite d'une part et en avant la paroi thoracique, d'autre part et en arrière l'omoplate et le grand dentelé. Ce n'est que quand elle est bien fixée qu'on peut en apprécier les caractères. Tout de suite, signalons ce fait, que quand il s'agit d'une tumeur liquide, par suite de sa locomotion facile, de l'ampliation qu'elle prend dans le sens opposé à celui où on la comprime, on a la sensation d'une tumeur partiellement réductible.

Quoi qu'il en soit le chirurgien en donnant au membre supérieur la position la plus favorable, en se faisant se-conder par les mains d'aides intelligents, est parvenu à fixer la tumeur, il peut l'explorer. Que va-t-il constater quand il s'agit d'un kyste séreux congénital ? Il reconnaî-tra le plus souvent la présence d'une tumeur fluctuante en

totalité ou seulement dans une partie de son étendue, parfois une tumeur de forme et de consistance assez analogues
à celle des lipomes (obs. II). Dans ce dernier cas il a affaire
à un kyste séreux congénital multicolulaire, à une agglomération de petits kystes dont le diagnostic est toujours
difficile. Dans le premier. le plus fréquent, plusieurs kystes se sont réunis, une grande cavité ou plusieurs grandes
cavités sont nées de cette réunion.

*La tension du ou des grands kystes n'est jamais bien
prononcée* (obs. I, III, VI, VII). « Ajoutons seulement que
ces tumeurs ont une consistance mollasse toute spéciale,
analogue à celle des poches incomplètement remplies de
liquide, aussi la fluctuation est-elle facile à percevoir »
(Duplay, *loc. cit.*). La tension augmente par la contraction
des muscles qui forment les parois antérieure et postérieure de l'aisselle.

*Quatre fois sur sept nous voyons signalées des bosselures
séparées par des dépressions*, les bosselures sont légères
dans l'observation I, bien nettes dans les observations II
et VII, on en compte quatre grosses dans l'observation IV.

Un fait important que nous croyons devoir rappeler, est
que même dans les cas où le kyste paraît uniloculaire, on
sent presque toujours, en le soumettant à une palpation
minutieuse, en un point de sa paroi, un épaississement
plus ou moins marqué. D'ailleurs dans ce cas, si on a pratiqué la ponction, on sent bien souvent dans l'aisselle, après
l'évacuation du liquide, une masse solide (obs. III) trop
grosse pour être constituée seulement par les parois du
kyste revenu sur lui-même.

Dans les cas où la fluctuation n'existe pas, où il s'agit

comme dans l'observation II d'une tumeur polykystique
dure, on ne songe guère à faire une ponction exploratrice,
persuadé qu'on est de se trouver en présence d'une tumeur
solide, en particulier, d'un lipome. Mais si la tumeur est
fluctuante, comme le diagnostic est douteux on n'hésite pas
à la ponctionner.

Quand il s'agit d'une première ponction on retire le plus
souvent un *liquide clair de couleur ambrée pâle* (obs. I, III,
V, VI). *Une fois il y eut coagulation immédiate du liquide
après la ponction* (obs. I). Birkett signale, dans son mémoire, le même fait. Il s'agit d'un kyste séreux congénital
du cou et de l'aisselle. Nous n'avons pas cru devoir le rapporter ici, bien que Duplay en donne la description et la
figure dans le chapitre qu'il consacre à l'étude des kystes
séro-sanguins de l'aisselle, parce qu'il est nettement spé-
cifié dans l'observation III du mémoire de Birkett que le
kyste à la fois cervical et axillaire avait débuté par une petite tumeur siégeant *au-dessus de la clavicule*. Quoi qu'il en
soit, cette *coagulation spontanée du liquide*, est bonne à retenir, car quand elle existe elle nous paraît être un signe
précieux pour affirmer le diagnostic de kyste séreux congénital. Dans les cas où le liquide a été chauffé ou acidifié
il s'est toujours coagulé. Donc il est albumineux.

Un autre fait, digne de remarque, à propos de la ponction, est que le *liquide se reproduit rapidement* et malgré
une compression aussi exacte que possible. De plus, quand
on pratique de nouveau l'évacuation du kyste, le liquide peut
avoir changé de caractère, il est devenu hématique (obs. I,
III).

Nous avons déjà parlé de l'extrême *mobilité* de la tumeur,

si bien qu'il est difficile de la fixer. Elle présente cependant, presque toujours, des adhérences cellulo-fibreuses lâches avec la peau et les muscles qui limitent le creux axillaire. Ces adhérences ne peuvent être reconnues qu'au cours de l'opération, qui permet en même temps, de se rendre compte des rapports de la tumeur avec le paquet vasculo-nerveux de l'aisselle. Les adhérences que nous venons de signaler et que nous ne saurions reconnaître cliniquement, puisque malgré leur existence, la peau se laisse facilement plisser à la surface de la tumeur, qu'elle y est très mobile, que le kyste fuit sous les doigts qui cherchent à le saisir, seront mieux étudiées au chapitre de l'intervention. Elles ont une grosse importance au point de vue opératoire, *il est nécessaire que le chirurgien soit prévenu des adhérences intimes qui existent souvent entre le kyste et le paquet vasculo-nerveux de l'aisselle, et aussi avec les petits nerfs qu'on rencontre dans cette cavité.*

Quel que soit le volume des kystes séreux congénitaux *on n'observe jamais de phénomènes de compression du côté des vaisseaux sanguins et des troncs nerveux de l'aisselle.*

Ces tumeurs à leur début, nous l'avons dit, passent le plus souvent inaperçues ; lorsqu'elles ont été reconnues, on constate, dit Duplay, qu'elles s'accroissent lentement mais progressivement. Si nous nous en rapportons à nos observations nous voyons que cette assertion n'est pas tout à fait exacte. En effet, dans notre observation 1, le kyste s'accroît lentement, progressivement, pendant deux ans, à partir du jour où on a constaté sa présence : au bout de cette période de deux ans il augmente très rapidement de volume.

Dans l'observation IV, une tumeur, grosse comme une noix, prend en un an, le volume du poing ; dans l'observation VII, le kyste après être resté longtemps stationnaire croît très rapidement, en six semaines ; dans l'observation VI la tumeur, après avoir été reconnue, reste sans s'accroître pendant quarante jours, puis dans un espace de huit jours, elle augmente très rapidement de volume. Dans tous ces cas la ponction n'avait pas été faite ; et cependant cette opération si bénigne, n'est pas sans avoir une fâcheuse influence sur l'accroissement des kystes séreux congénitaux de l'aisselle. Nous voyons dans les observations I, III, VI, que le liquide s'est reproduit très rapidement et qu'en l'espace de quelques jours, deux ou trois semaines au plus, la tumeur a acquis des dimensions égales sinon supérieures à celles qu'elle présentait au moment de l'intervention.

Le *pronostic* des kystes séreux congénitaux de l'aisselle est bénin. Jamais l'état général du malade n'a été atteint dans les observations que nous rapportons, quelqu'ait été le volume de la tumeur. Birkett signale cependant un cas, où on retira d'un kyste séreux congénital s'étendant au cou et à l'aisselle, des quantités considérables de liquide, très fortement teinté de sang, si bien que le malade était tombé dans un état anémique grave.

Toujours, quand on a pratiqué l'ablation complète du kyste, les malades ont guéri promptement, il n'y a jamais eu de récidive.

« Les maladies de l'aisselle (dit Vidal de Cassis, *Path. ext.*, 3ᵉ édit., 1851, tome V, page 499) se manifestent, presque toutes, sous forme de tumeurs dont le *diagnostic* peut être d'une difficulté extrême ; ce sont elles qui ont été l'occasion des erreurs les plus graves et les plus célèbres ». Ajoutons à cela qu'en constatant la présence d'une tumeur axillaire ou dure, ou nettement fluctuante, on ne pense guère à un kyste congénital et nous ne serons pas surpris que cette affection ait été souvent méconnue.

Nous n'entreprendrons pas de faire ici une étude complète du *diagnostic des tumeurs de l'aisselle*, ce serait une tâche au-dessus de nos forces.

Tout d'abord, en présence d'une tumeur qui se présente avec les symptômes que nous avons assez longuement étudiés, on ne peut penser qu'à une tumeur bénigne de la région, le mot tumeur étant pris ici dans son acception la plus large.

N'oublions pas que, la plupart du temps, nous avons affaire à des enfants, aussi ne citons-nous que pour mémoire les *anévrysmes* qu'un examen des plus superficiels permettra de reconnaître si tant est qu'on ait observé des cas de cette affection dans les premières années de la vie.

La *hernie congénitale du poumon* a été indiquée plutôt que décrite. On peut, affirme Peyrot (*Tr. chir.*, t. V) dire que cette malformation est extrêmement rare, si même elle existe à l'état de simplicité. Nous n'en faisons mention ici que parce qu'un de nos maîtres qui avait vu la malade, avait, en présence du volume de la tumeur, de sa mollesse, de sa pseudo-réductibilité, émis l'hypothèse d'ailleurs vite abandonnée d'*ectopie pulmonaire*. La crépitation sous les doigts, la sonorité à la percussion, l'ampliation de la tumeur à chaque inspiration, le murmure vésiculaire suffisent et au delà pour établir le diagnostic.

Cela dit, deux cas peuvent se présenter, ou bien la tumeur parait solide, ou bien au contraire, elle est nettement fluctuante.

Dans notre observation I la tumeur, à son apparition, fut prise pour une *adénite chronique*, dans notre observation II pour un *lipome*.

Rappelons, qu'à part un cas où il s'agit d'un homme de 22 ans, la tumeur a toujours apparu dans les premières années de la vie, or à cette époque il ne saurait guère être question que d'une adénite tuberculeuse et la marche de cette affection ne permet pas de conserver longtemps des doutes ; car si elle évolue sans inflammation ni douleurs, pendant un certain temps, ou bien elle diminue de volume, se terminant par une résolution incomplète ou bien elle se ramollit, suppure, adhère aux téguments et les ulcère. Il n'y a rien d'analogue dans la marche des kystes séreux congénitaux de l'aisselle, ils augmentent toujours de volume, respectent toujours la peau, ils ne s'accompagnent point d'engorgement ganglionnaire tandis qu'on trouve bien souvent dans d'autres régions, et au cou en particulier, d'autres glandes lymphatiques engorgées dans le cas d'adénite tuberculeuse de l'aisselle. La confusion entre un lipome et un kyste séreux multiloculaire de la cavité axillaire nous parait bien difficile à éviter surtout au début de l'affection. Lannelongue dit bien que la consistance des lipomes est en général plus grande que celle des kystes multiloculaires, et, que les lobules forment dans leur ensemble une masse plus homogène. Ceci du reste s'applique aux lipomes, quel que soit leur siège et les nuances indiquées plus haut, nous paraissent bien difficiles à saisir. Si on se décidait à pratiquer une ponction exploratrice, elle donnerait issue dans le cas de kyste séreux congénital, à quelques gouttes de liquide qni pourraient devenir plus nombreuses, si l'opérateur portait la canule en différents sens pour déchirer les cloisons intermédiaires et la question serait jugée. Il est bien rare encore qu'un kyste séreux multiloculaire ne présente pas en quelque endroit un point fluctuant, ce qui permettrait encore de juger en sa faveur.

Qu'importe d'ailleurs la confusion puisque les deux affections sont justiciables du même traitement : l'ablation?

Nous avons éliminé les anévrysmes. Quelles sont les tumeurs bénignes fluctuantes qu'on peut rencontrer dans l'aisselle et confondre avec un kyste séreux congénital cliniquement uniloculaire? Le *kyste hydatique*, l'*abcès froid*, *surtout les tumeurs érectiles profondes*.

Quand on observe une tumeur axillaire dans les premières années de la vie, on ne doit guère songer au kyste hydatique, puisque Marguet, dans son excellente thèse (*Kystes hydatiques des muscles volontaires*, Paris, 1888), n'en a pas trouvé un seul exemple avant cinq ans et cela sur 115 cas où l'âge a été noté, or la plupart des kystes séreux congénitaux de l'aisselle se montrent avant cinq ans. Du reste, et, pour le cas où la tumeur congénitale n'apparaîtrait que tardivement, il suffit de rappeler que les kystes hydatiques de l'aisselle naissent toujours dans les muscles qui en forment les parois, qu'ils y adhèrent et n'ont qu'une mobilité relative. D'une façon générale, les kystes hydatiques bien que présentant un contenu liquide ne sont pas nettement fluctuants, ils donnent plutôt au doigt une sensation particulière de rénitence assez analogue à celle de l'hydrocèle vaginale ; enfin la ponction exploratrice lèverait tous les doutes.

Le diagnostic avec les *tumeurs érectiles profondes* est souvent malaisé. Il s'agit d'une affection congénitale, comme les kystes qui nous occupent, se développant comme eux lentement, graduellement et pouvant atteindre un gros volume. Comme les kystes, ces tumeurs érectiles sont indolentes, présentent une certaine mollesse, et sont quelquefois fluctuantes ; un caractère différentiel important réside dans la *réductibilité presque complète de l'angiome* par une compression soutenue, il augmente sous l'influence des efforts. Enfin la présence plusieurs fois signalée de taches érectiles à la peau qui recouvre la tumeur, fera pencher la balance, en faveur de l'angiome. Malgré tout, on peut être fort embarrassé et la ponction peut elle-même induire en erreur, d'autant que certains kystes séreux congénitaux peuvent contenir un liquide franchement hématique. Cependant ici, l'écoulement cesse quand la loge kystique est vidée, il serait continu au contraire si on avait affaire à un angiome (Lannelongue). Duplay dit qu'il n'est pas rare en cas de tumeur érectile de l'aisselle, de rencontrer sur d'autres points du corps, des nævi multiples. Ce signe est parfois trompeur. Rappelons que dans notre cas personnel la petite malade avait présenté dans son enfance, deux taches érectiles, l'une au lobule du nez, l'autre à la partie supérieure de la face interne de la cuisse droite, et cependant il s'agissait bien d'un kyste séreux congénital dont le revêtement interne avait les caractères de l'endothelium lymphatique.

Les *abcès froids* que l'on rencontre assez fréquemment

dans l'aisselle ont, comme les kystes séreux congénitaux, une marche lente et laissent la peau intacte pendant long-temps. Ils sont franchement fluctuants. Quand ils tirent leur origine d'une arthrite scapulo-humérale tuberculeuse où d'une lésion de même nature d'un des os de l'épaule, le diagnostic est en général facile, mais il peut être impossible quand il s'agit d'une collection froide symptomatique d'une lésion des côtes. Les douleurs ont pu être si faibles qu'elles n'ont pas été constatées, l'abcès s'il est volumineux ne permet pas de rechercher sur les côtes qu'il recouvre alors, dans une grande étendue, le point douloureux caractéristique qui mettrait vite sur la voie du diagnostic.

Quant aux abcès migrateurs, symptomatiques d'un mal de Pott cervical latent, abcès qui envahissent le creux de l'aisselle en suivant les cordons du plexus brachial, leur diagnostic n'est possible, comme celui des abcès costaux, que par la ponction exploratrice. Encore celle-ci ne fera-t-elle connaître que la nature du contenu et ce n'est que par l'évolution ultérieure de l'affection costale ou vertébrale que le diagnostic de leur origine pourra être porté. L'état général est souvent altéré chez les individus porteurs d'abcès froids, il est toujours bon quand il s'agit de kystes congénitaux.

M. Desprès (*Traité du diagn. des tumeurs*) parle de *kystes ganglionnaires* qu'on peut rencontrer dans l'aisselle : « Le kyste ganglionnaire (dit-il) est une tumeur arrondie, quelquefois bilobée, fluctuante, indolente, existant depuis long-temps, mobile dans l'aisselle et irréductible ». Voilà des caractères qui ressemblent à ceux des kystes séreux congénitaux, mais le diagnostic de kyste glanglionnaire est souvent possible, car il coïncide avec d'autres engorgements ganglionnaires ailleurs et il n'est pas rare qu'il y ait eu, autrefois, des adénites axillaires. L'état général est mauvais, on a affaire à des tuberculeux.

En résumé, on voit que le diagnostic des kystes séreux congénitaux de l'aisselle est difficile.

Dans le cas où la tumeur est de volume moyen, lobulée, de consistance ferme, sans points fluctuants, en tenant compte de l'évolution lente et indolente de l'affection, et, surtout de son développement dans le jeune âge, on pourra songer à un kyste séreux congénital multiloculaire ; mais la confusion avec un lipome nous paraît bien difficile à éviter ; la ponction seule peut juger la question.

Quand il s'agit d'une tumeur nettement fluctuante de l'aisselle : son apparition dans les premières années de la vie, son développement indolent, progressif d'abord, mais plus rapide à un moment donné, la tension modérée des parois de la poche, les épaississements qu'on y rencontre presque toujours, devront faire penser à un kyste séreux congénital.

L'extrême mobilité de la tumeur, sa réductibilité apparente mais non réelle feront songer à un kyste séreux congénital.

Si une première ponction ramène un liquide de couleur ambrée claire, qui se coagule immédiatement après sa sortie de la poche et qui, en tous cas, se prend toujours en masse soit par la chaleur, soit par les acides, soit par une exposition plus ou moins prolongée à l'air libre, on pourra, croyons-nous, affirmer le diagnostic de kyste séreux congénital de l'aisselle, cliniquement uni ou pauciloculaire.

Dans les sept cas que nous rapportons, l'extirpation du

kyste a toujours été faite et toujours elle a été suivie d'excellents résultats. Elle a été pratiquée, surtout à cause de l'échec des ponctions simples, qui n'ont jamais empêché le liquide de se reproduire et qui semblent même avoir parfois activé le développement de la tumeur. D'ailleurs dans les tumeurs formées d'une agglomération de petits kystes, elles n'ont aucune raison d'être pas plus que les injections modificatrices.

Pour les kystes nettement fluctuants, on pourrait songer à modifier la paroi de la poche en y introduisant un liquide irritant. Mais dès 1868, Birkett rejetait ce procédé, se fondant : 1° sur ce qu'il peut être dangereux de provoquer une inflammation qui peut aboutir à la suppuration dans une poche voisine de vaisseaux aussi importants que ceux du paquet vasculo-nerveux de l'aisselle ; 2° qu'à côté de la poche principale on trouve souvent d'autres petits kystes qui ne sauraient bénéficier de l'intervention.

C'est, il nous semble, de la graine qui pourrait bien amener la récidive.

Donc il n'y a qu'un bon procédé pour le *traitement* des kystes séreux congénitaux de l'aisselle unis ou multiloculaires : *l'ablation*. Elle ne saurait être rejetée, pour les enfants même très jeunes, car ce qui fait le danger de l'intervention chez eux c'est l'hémorrhagie, et nous voyons qu'elle est insignifiante (obs. I, obs. II, obs. IV). Dans un seul cas (obs. III), Birkett signale la présence d'assez nombreux vaisseaux se rendant à la paroi du kyste. Cela n'est point une contre-indication avec notre arsenal hémostatique actuel.

Mais il ne faut pas croire, malgré tout, que l'opération

soit toujours des plus faciles. En effet, comme nous l'avons déjà signalé, bien que cliniquement on ne constate pas d'adhérences avec les muscles et le paquet vasculo-nerveux de l'aisselle, elles n'en existent pas moins. La peau est reliée au kyste par des tractus celluleux quelquefois chargés de graisse, mais assez lâches pour que sa mobilité persiste. *Cinq fois sur sept nous trouvons des adhérences.*

Dans les observations II et III, dues à Birkett, nous lisons que la tumeur présente des adhérences nombreuses, mais on ne nous dit pas à quelles parties elles relient le kyste. Dans l'observation IV (Lannelongue), l'observation V (Pilate), il n'en est pas fait mention. Nasse (obs. VII) signale des *adhérences intimes aux vaisseaux* ; sans plus de détails, il spécifie dans l'observation VI qu'il s'agit de connexions intimes du kyste avec les muscles, puis avec les vaisseaux axillaires, *surtout avec la veine* qu'il put néanmoins isoler sans la blesser. Il en était de même dans notre cas. Nous avons dû disséquer la veine axillaire avec de grandes précautions et en dernier lieu, jeter une ligature sur des tractus fibreux très résistants qui l'unissaient au kyste.

Quant aux cordons nerveux du plexus brachial, il semble qu'il ait toujours été facile de les séparer de la tumeur. Il n'en est pas de même des nerfs plus petits qu'on rencontre dans le creux axillaire.

Chez notre petite malade, un des filets perforants moyens des nerfs intercostaux adhérait intimement à la face interne du kyste, nous avons dû le réséquer dans une assez grande longueur. La malade n'éprouva aucun inconvénient de cette résection, jusqu'au moment où elle a quitté Paris, nous n'avons pu constater de zone d'anesthésie soit sur le thorax, soit sur la face interne du bras. Il en fut de même dans l'observation II (Birkett). La section d'un filet des intercostaux eut lieu aussi dans l'observation III (Birkett), mais ici on put constater plus tard l'insensibilité de petits territoires cutanés de la paroi latérale de la poitrine. Birkett signale aussi dans l'observation III, l'adhérence intime à la tumeur, du nerf respiratoire externe (nerf du grand dentelé); il put l'en détacher par une dissection minutieuse.

Les suites opératoires ont toujours été des plus simples, même dans la période pré-antiseptique.

Signalons seulement une éruption vésiculeuse du membre supérieur droit le 3e jour après l'opération chez le malade de l'observation III, elle devint pustuleuse et disparut ensuite. Ce même malade eût un écoulement séreux abondant par la plaie opératoire, il dura pendant quelques jours.

Chez notre malade nous avons drainé l'aisselle et nous n'avons pas constaté la moindre tension des lèvres de la plaie, bien que le pansement soit resté sec.

Si on craignait une accumulation de sérosité, après une réunion sans drainage, peut-être vaudrait-il mieux, comme dans l'observation VII, faire d'abord un tamponnement iodoformé de la plaie et ne pratiquer la suture que 48 heures après l'intervention.

Addendum.

Ce travail était à l'impression, quand nous avons lu dans la *Semaine médicale* du 9 décembre 1891, au compte rendu de la séance du 2 décembre 1891 de la Société de médecine berlinoise, ce qui suit :

M. Schleich présente un enfant âgé de 2 ans, porteur au niveau de l'aisselle d'une tumeur congénitale qui paraît être un lymphangiome.

M. Schlange. J'ai vu un fait analogue, il s'agit aussi d'un enfant atteint de tumeur congénitale. Cette tumeur a été incisée, à deux reprises, par le médecin de l'enfant et chaque fois il s'est écoulé une certaine quantité de lymphe. Peu à peu cette tumeur a grossi au point d'atteindre le volume de la tête. Les parents ayant réclamé une opération nous la pratiquâmes malgré ses dangers. En détachant la tumeur des tissus ambiants nous constatâmes que les espaces (?) lymphatiques se continuaient jusque dans le muscle deltoïde d'un côté, et de l'autre jusque dans le grand pectoral ; il existait en outre une large communication entre la tumeur et le médiastin. Une extirpation totale était donc impossible, et je me bornai à enlever la masse principale de la tumeur. Les suites de l'opération ont été très simples et l'enfant est aujourd'hui en bonne santé.

Retenons ce fait qu'il existait entre la tumeur et le médiastin une large communication. N'est-ce pas une raison de plus pour repousser définitivement les injections modificatrices et affirmer encore une fois que la seule méthode rationnelle de traitement de ces tumeurs est l'extirpation?

Observation II. — (Obs. I de John Birkett, chirurgien de Guy's hospital) (*Med. chir. transactions*, 1868).

En avril 1862, un homme de 28 ans, bien portant, tempérant, fut admis par mes soins à Guy's hospital. Il était originaire de Pembrokeshire et exerçait la profession de menuisier.

Cinq ou six ans auparavant, à l'âge de 22 ans, il constata par hasard, dans son aisselle droite, la présence d'une petite grosseur qui pendant son lent développement ne lui avait jamais causé de douleur.

Dans cette région se trouvait une tumeur très mobile qui fuyait sous la pression directe et ne pouvait être bien reconnue que quand on la fixait en comprimant méthodiquement les tissus qui l'entouraient. La tumeur semblait glisser dans la région sous-scapulaire entre le grand dorsal et les côtes. Fixée, elle était irrégulière, présentant des bosselures et des dépressions, rappelant exactement celles qu'on observe dans les lipomes. C'était du reste le diagnostic de lipome qui avait été posé par tous ceux qui avaient examiné le malade. Les téguments étaient absolument sains. Tout de suite le malade consentit à l'opération.

Je fis sur la tumeur, à son centre, parallèlement au bord antérieur du grand dorsal une incision et je trouvai, au lieu de graisse, une masse de kystes qui contenaient de la sérosité. J'employai alternativement le doigt, le manche du scalpel, sa lame aussi pour séparer la tumeur de ses connexions fibreuses, et j'en avais déjà isolé la plus grande partie lorsque, d'une poche kystique, s'échappèrent environ trois ou quatre onces d'un liquide séreux de couleur ambrée claire poche dont les parois s'affaissèrent. La tumeur complètement enlevée ressemblait à une masse de tissu fibreux. Une artère fut liée, elle courait le long de la tumeur et accompagnait un filet perforant d'un nerf intercostal qui fut d'ailleurs coupé.

L'hémorrhagie fut insignifiante. La plaie fut pansée une heure après l'opération et elle guérit rapidement bien qu'un fluide séreux plus abondant que dans les blessures ordinaires s'en écoulât.

La tumeur n'était autre qu'un kyste avec des bords froncés, formant bourse. On y trouvait des fibres élastiques et conjonctives J'essayai de distendre les kystes en y injectant de l'alcool et de l'eau, mais en raison de la grande quantité de fibres élastiques que contenaient leurs parois le liquide s'échappa aussitôt. La cavité de ces kystes était limitée par une membrane unie, blanc-bleuâtre.

La pièce a été dessinée, après durcissement dans l'alcool dilué et insufflation.

OBSERVATION III. — (Obs. II de JOHN BIRKETT, chirurgien de Guy's hospital) (*Med. chir. transactions*, 1868).

Un jeune garçon de sept ans, bien portant etc., me fut amené en octobre 1860 pour une tumeur qui occupait les régions axillaire et sous-scapulaire.

A l'âge d'un an, par hasard, on reconnut sur le côté droit de la poitrine, une petite tumeur située à égale distance entre l'épaule et le mamelon. Les téguments étaient sains. La tumeur augmenta lentement et quatre ans après son apparition, une ponction y fut pratiquée, elle donna issue à environ 3/4 de pinte (1/3 de litre) d'un liquide incolore. Le kyste se remplit et en février 1859, une nouvelle ponction fut faite qui donna une même quantité de liquide, présentant les mêmes caractères. Ces opérations ne donnèrent lieu à aucun accident. De nouveau le kyste se remplit et lorsqu'en dernier lieu j'examinai le malade, voici ce que j'observai :

L'aisselle droite était occupée par un gros gonflement atteignant en avant le sein et s'étendant en arrière entre le thorax et le scapulum. La tumeur était accessible de tous les côtés et quand le bras pendait le long de la poitrine le gonflement s'accusait en avant et en arrière. La paroi du kyste était peu tendue, aussi pouvait-on se rendre compte de son épaisseur en la saisissant entre le pouce et l'index. Le mouvement vibratoire et ondulatoire d'une collection liquide circonscrite se voyait et se sentait lorsqu'on donnait de petits chocs sur la tumeur, qui était transparente. Le malade n'avait jamais souffert. On pouvait affirmer sans crainte que le kyste s'étendait en avant sous le grand pectoral et en arrière entre le thorax et l'omoplate ; il atteignait la clavicule en haut. L'artère axillaire et les nerfs qui l'accompagnent étaient situés entre ces os et la tumeur.

1re *Opération*. — Octobre 1860. Ponction du kyste qui donne issue à environ 11 onces (310 grammes) de liquide de couleur ambrée claire dans lequel flottent des lamelles de cholestérine. La chaleur amène sa coagulation en masse.

Après la ponction on reconnaît sur les parois affaissées du kyste, un second kyste très petit.

2º *Opération*. — Septembre 1861. A cette époque le gonflement était énorme, je retirai trois onces et demie d'un liquide ayant les mêmes caractères que celui de la première ponction. Lorsque le kyste fut affaissé, je pus sentir une masse solide dans l'aisselle. Alors je pensai à faire dans le kyste une injection de teinture d'iode.

3º *Opération*. — Mars 1862. En mars 1862, je retirai quatre onces de sérum d'une couleur brune foncée. Lorsque le liquide fut refroidi, au bout de quelques heures, il s'y forma spontanément une masse fibrineuse qui retenait quelques globules rouges et présentait la couleur d'un œillet de teinte claire. Une masse solide plus grosse que celle que j'avais senti auparavant restait dans l'aisselle sans que je puisse en préciser la nature. Pensant que les injections iodées ne guériraient pas la tumeur, je proposai alors de l'enlever.

Après une consultation avec M. C. Hawkins, M. Paget et le D' Harcourt, médecin ordinaire de la famille, en présence de la bénignité de la tumeur, on résolut de ne point faire de traitement actif pendant un certain temps.

Bientôt le kyste se remplit de nouveau et comme le volume de la tumeur était gênant, je proposai à nouveau de l'enlever. Les parents et l'enfant consentirent à l'opération. Je la pratiquai en octobre 1862. Le patient bien chloroformé, je fis une incision linéaire sur la partie saillante de la tumeur de haut en bas, la partie inférieure du kyste étant bien séparée des tissus voisins. Les vaisseaux artériels furent liés avec de la soie aussitôt que coupés, en général ils étaient petits mais nombreux. Après avoir atteint la partie solide de la tumeur qui était profondément située dans l'aisselle, je trouvai que sa dissection serait plus facile après l'ablation du kyste. Aussi je séparai d'abord de ses adhérences le kyste plein de liquide. Aussitôt que la tumeur fût complètement détachée de ses adhérences fibreuses, je vis que le nerf respiratoire externe se trouvait à sa surface et y adhérait. Cependant par une dissection attentive, ce nerf important fut détaché sans avoir été blessé de la face postérieure de la tumeur quoiqu'à première vue il parut profondément inclus dans sa masse. Le creux axillaire, ses muscles, ses vaisseaux et ses nerfs se voyaient très bien lorsque la tumeur en fut retirée. Quelques minces filaments des branches perforantes des nerfs intercostaux furent coupés, comme on put s'en assurer plus tard par l'insensibilité de petits territoires cutanés de la paroi latérale de la poitrine. L'opération dura une grande heure.

Suites de l'opération. — Le malade souffrit beaucoup de nausées dues au chloroforme. Après un léger accès de fièvre, au 3° jour, survint une éruption vésiculeuse sur le membre supérieur droit, elle devint pustuleuse au bout de quelques jours et disparut. Une grande quantité de sérosité s'écoula de la plaie qui fut pansée avec de la charpie, réunion de ses lèvres par le diachylum. A la fin du 14° jour toutes les ligatures étaient tombées, le malade entrait en convalescence. Le 16° jour après l'opération, il quittait Londres, la plaie était presque cicatrisée. Dans la suite, il y eut une légère suppuration mais au bout d'un mois la plaie était parfaitement cicatrisée. —

Au moment où j'écris cette observation plus de cinq années se sont écoulées depuis l'opération, il n'y a pas trace de récidive, le malade est robuste, plein de santé.

Description de la tumeur. — (Pl. v. fig. I du Mémoire de Birkett).

La masse entière se composait d'un kytse principal, d'une partie plus dure, de ganglions lymphatiques nombreux pourvus de vaisseaux, d'une grande quantité de tissu cellulaire et de graisse.

Le kyste avait des parois très minces et lorsqu'il était rempli d'eau avait un volume plus considérable que le reste de la tumeur. Sa face externe adhérait dans la plus grande partie de son étendue, lâchement, aux muscles voisins, aux vaisseaux sanguins et aux nerfs ; mais quand on approchait de la partie solide de la tumeur à laquelle le kyste était très adhérent par l'une de ses extrémités on voyait qu'elle était composée de petits kystes qui adhéraient au grand. La surface interne du grand kyste était lisse, unie, bien que soulevée çà et là par de petites lignes ressemblant à de légères cicatrices. Je ne pus voir de communication distincte entre la grande cavité et la masse des petits kystes composant la partie solide de la tumeur.

La partie formée de petits kystes avait environ le tiers du volume du grand kyste distendu, et elle était entourée par une mince enveloppe fibreuse, composée de cavités innombrables communiquant entre elles dont les parois membraneuses étaient aussi fines que des feuilles d'or battu.

Plusieurs ganglions munis de leur plexus vasculaire étaient intimement unis à la tumeur, on voit sur le dessin le plus gros de ces ganglions, les autres ont été enlevés.

Observation IV. — (In Lannelongue, *Kystes congénitaux*, Paris, 1886, page 380). — *Kyste séreux congénital de la région sous-axillaire. — Extirpation, guérison. — Kystes multiples à contenu varié.*

Guéneau Emile, âgé de 3 ans, entre le 7 mars 1882 à l'hôpital Trousseau, salle Denonvilliers, n° 17.

La mère nous raconte que cet enfant, lorsqu'il revint de nourrice, à l'âge de 2 ans, présentait sous l'aisselle gauche un gonflement du volume d'une noix ; ce gonflement a augmenté depuis et pris les proportions qu'on lui trouve aujourd'hui.

État actuel. — Sur la partie latérale gauche du thorax, entre le bord antérieur du muscle grand pectoral et le bord axillaire de l'omoplate, il existe une tumeur du volume d'un gros œuf. Cette tumeur s'applique sur la paroi thoracique et présente des bosselures arrondies ; on en distingue quatre principales. Au toucher sa consistance est très molle. *On cherche en vain à saisir la tumeur : elle fuit comme une tumeur réductible.* Mais si on la fixe dans les régions dans lesquelles elle s'engage, on arrive aisément à se convaincre qu'elle n'est pas réductible ; en effet elle s'engage en haut sous le grand pectoral du côté de la clavicule et en arrière dans la fosse sous-scapulaire. Si on la fixe de tous les côtés elle reste avec sa forme et son volume dans la région qu'elle occupe. Elle n'est donc pas réductible, ce point est d'autant plus important qu'au premier abord, on a la sensation d'une tumeur érectile ; mais d'une part l'irréductibilité, d'autre part l'absence de tache vasculaire et de réseau veineux, soit à la surface, soit à la périphérie, montrent que ce n'est pas une tumeur érectile.

La tumeur est absolument indépendante de la peau, elle donne au toucher la sensation d'une éponge très fine et quand l'omoplate et le grand pectoral sont fixés elle est rénitente. Ajoutons enfin que la surface de la tumeur présente une teinte bleuâtre. Le diagnostic ne laisse donc pas de doute ; c'est un kyste séreux multiloculaire.

10 mars. *Opération.* — La tumeur est extirpée facilement en entier. Il n'y a qu'une très minime perte de sang. La guérison a été obtenue en quelques jours.

Examen de la tumeur. — Elle se compose d'un nombre considérable de poches ; les plus grosses communiquent entre elles et présentent sur leurs parois des cloisons incomplètes de poches secondaires. La forme des poches secondaires est celle de boyaux allongés, cylindriques, essentiellement irréguliers ; les cloisons de séparation sont en général minces. Sur les parois des loges principales on voit des pelotons graisseux proéminant dans les cavités et des épaississements fibreux au niveau de l'intersection des parois.

Le liquide contenu est très variable ; il est clair et séreux dans les loges petites et indépendantes ; dans les autres il est rouge et sanguinolent, et dans quelques-unes épais et de couleur chocolat foncé.

L'opacité du contenu des loges principales rend bien compte du défaut de transparence de la tumeur. Le liquide présentait au microscope de nombreux leucocytes.

OBSERVATION V. — (In *Gaz. Hôpitaux*, 1879, page 99). — *Kyste multilocul. complexe de l'aisselle*, par M. PILATE, d'Orléans.

Il s'agit d'un enfant de 2 ans 1/2 chez qui se développa une tumeur bosselée de l'aisselle, dont le volume augmenta assez rapidement ; elle refoulait les pectoraux et remplissait tout le creux axillaire. Une ponction exploratrice donna issue à un verre de liquide séreux et citrin. L'extirpation montra qu'il y avait là plusieurs kystes de grosseur variée, sans adhérences aux tissus voisins. L'énucléation se fit sans grandes difficultés, et la cicatrisation de la plaie évolua régulièrement. La tumeur était une agglomération d'une grande quantité de kystes, variant du volume d'une tête d'épingle à celui d'un œuf de poule, remplis d'un liquide jaune clair, absolument analogue au liquide de l'hydrocèle. Quelques-uns des plus grands contenaient de la sérosité, mélangée de globules sanguins. Tous étaient intimement accolés les uns aux autres et chacun avait sa paroi propre. Dans une partie plus centrale de la tumeur, on trouva une bosselure formée par une tumeur fibro-cartilagineuse ; mais elle ne formait guère que la vingtième ou la trentième partie du volume total de la tumeur.

Il semble donc qu'on a eu affaire à un de ces kystes multiloculaires complexes, comme on en rencontre ordinairement au cou et d'origine congénitale. Celui-ci est-il congénital? On peut le supposer encore, parce qu'une petite tumeur de l'aisselle a été remarquée par la famille, dans le cours de la première année ; puis elle avait été oubliée jusqu'au retour de l'enfant.

Ces kystes d'ailleurs ne siègent pas exclusivement au cou : on a publié des observations de tumeurs de cette nature rencontrées sur la paroi thoracique ou abdominale, sur l'épaule droite, dans l'aisselle, dans la région dorsale, dans l'orbite, dans la langue, etc. L'extirpation est indiquée et justifiée dans les cas où on trouve des éléments étrangers accessoires, comme les éléments cartilagineux dans le cas particulier, parce que dès lors, ces tumeurs rentrent dans la classe des tumeurs malignes (?)

OBSERVATION VI. — (In *Arch. für klinische Chirurgie*, Von LANGEN-
BECK, Berlin, 1889, p. 614-653). — *Ueber Lymphangiome*, par le
Dr N. NASSE, assistant à l'Université de Berlin. — *Lymphan-
giome caverneux et kystique de la région axillaire gauche.*

Gertrude Schenk, âgée de huit ans, remarquait depuis six semaines dans le creux axillaire gauche la présence d'une petite tumeur molle. — Dans l'espace de huit jours, cette tumeur aurait augmenté de volume et atteint la grosseur qu'elle présente actuelle-
-ment. Dans un hôpital du pays on la ponctionna, elle aurait donné
issue à un liquide clair, jaunâtre, quelque peu teinté de rouge;
puis un bandage serré fut appliqué. Huit jours après la tumeur avait
à peu près disparu, mais on pouvait encore la sentir après quelques
respirations profondes. — Elle ne diminua pas dans la suite et la
mère apporta elle-même l'enfant à la clinique, pour qu'on l'opérât.

Etat actuel. — L'enfant assez vigoureuse, présente sous la clavicule gauche une tuméfaction qui se continue dans le creux axillaire,
et s'étend en bas jusqu'à la troisième côte. — Par la respiration, on
remarque une diminution et une augmentation alternatives de la
tuméfaction. — La peau qui la recouvre, ne présente pas de changements, la tumeur est partout molle, fluctuante, séparable des
côtes et disparaît par une compression totale et l'adduction du bras.
— Une ponction exploratrice donne un liquide séreux et clair.

Opération le 8 juin. — Incision longitudinale dans l'aisselle,
comme pour la ligature des gros vaisseaux. Aussitôt apparut sous la
peau un gros kyste, accompagné d'autres petits kystes clairs et
transparents. — La tumeur était couchée sur les gros vaisseaux. —
En premier lieu, ces vaisseaux sont libérés sur la partie périphé-
rique de la tumeur, et du bord inférieur du grand pectoral. — Alors
la tumeur fut séparée avec précaution des muscles du thorax et
des vaisseaux. On dut faire la ligature d'un grand nombre de vaisseaux qui allaient à la tumeur. — Elle montre au centre un tissu
caverneux.

La tumeur par sa partie supérieure, entoure complètement la
veine axillaire, et doit en être séparée avec circonspection. Pendant
l'opération, les plus gros kystes furent déchirés et vidés, et en sé-
parant la tumeur d'avec la veine, la dernière partie du contenu s'é-
coula, si bien que la tumeur était complètement affaissée.

Avant l'ouverture des kystes par l'opération, la tumeur avait à peu près la grosseur du poing. Elle était formée d'une quantité de petits kystes, communiquant les uns avec les autres, la plupart à parois très minces, les plus gros, ayant à peu près les dimensions d'un œuf de poule, se trouvaient à la partie inférieure de la tumeur. Plus loin, vers la partie centrale, les kystes diminuaient de volume et devenaient toutefois plus nombreux ; à coté d'eux dans le tissu interstitiel formé par la graisse de l'aisselle, on trouvait de petites cavités irrégulières, distinctes, mais qui à la vérité laissaient reconnaître un revêtement lisse à peine appréciable. Sur la préparation affaissée et durcie on pouvait à peine les voir. — De plus, on remarquait entre les kystes une paire de vaisseaux lymphatiques, légèrement augmentés de volume.

L'examen microscopiqne permit de reconnaître avec le nitrate d'argent, un revêtement endothélial de tous les points des kystes. — Les parois des kystes sont formées outre l'endothelium simple et distinct, par un tissu conjonctif filamenteux, qui pour le plus gros kyste est pauvre en cellules et contient quelques fibres élastiques, dans les plus petits surtout, la paroi est beaucoup plus riche en cellules.

Ici on voit comme dans les cas précédents, sortir des plus grands espaces de petites fentes revêtues d'endothélium, mais on ne saurait dire où elles finissent. Elles se perdent dans le tissu conjonctif où bien elles se terminent dans un cordon cellulaire d'une certaine étendue, un peu au delà de la paroi. Le plus souvent on y trouve des cellules lymphatiques. — Dans d'autres endroits, dans le tissu graisseux, on voit des fentes et des espaces vides, qui ne sont pas délimités par un épaississement du tissu conjonctif. Plusieurs montrent un endothelium peu abondant, beaucoup n'en ont pas du tout, de telle sorte qu'il semble que les lobules graisseux ne sont pas pressés directement les uns contre les autres et paraissent borner eux-mêmes directement les espaces. Il n'y a pas d'une façon générale, dans le tissu cellulaire et le tissu graisseux d'infiltration par les cellules lymphatiques. — On trouve cependant ici et là des accumulations circonscrites de cellules lymphatiques, qui ressemblent à des follicules lymphatiques. Dans le tissu graisseux, les ganglions lymphatiques ne présentent point de changements particuliers en dehors d'une dilatation peu considérable de leur réseau, d'un encombrement de ce réseau par les cellules lymphatiques.

Observation VII. — (*Archiv. von Langenbeck*, p. 626, Nasse).

Weckwerth, petite fille âgée de deux ans, aurait été jusqu'à présent bien portante. Depuis très longtemps sa mère remarquait qu'elle portait dans l'aisselle gauche une petite tumeur qui crût lentement, mais sans douleur. Depuis six semaines et pour la première fois, la tumeur commença à croître plus rapidement.

État actuel, 12 novembre 1888. — Dans l'aisselle de la malade vigoureuse, bien portante, on trouve sur la paroi thoracique une tumeur volumineuse fluctuante et lobulée, elle est recouverte par une peau saine et s'étend sous le grand pectoral, presque jusqu'à la mamelle, en arrière jusqu'au muscle grand dorsal, et en haut sous les muscles jusqu'au-dessous de la clavicule. L'espace sus-claviculaire est libre de même que le bras. La tumeur est molle, cependant elle devient plus tendue par la toux et par les cris.

Opération. — Une grande incision de la peau parallèle au bord du muscle grand pectoral permet d'aborder la tumeur. C'est un kyste gros, lobé, à parois minces, mais vers sa partie supérieure on rencontre des kystes plus petits. Tout d'abord on réussit à énucléer légèrement la tumeur, mais dans la profondeur les parois kystiques sont intimement liées avec les vaisseaux. Puis on fait une incision partielle du muscle grand pectoral, mais elle ne permet pas d'enlever le kyste en entier. Aussi dès qu'il est libéré et abaissé on le coupe entre deux ligatures. On peut alors énucléer la partie qui restait encore, sans écoulement du liquide contenu. En disséquant la tumeur aussi haut que possible, on découvrit un autre kyste isolé, à paroi transparente, il fut aussi enlevé. Tamponnement iodoformé de la plaie; deux jours après, suture ; il y eut dans la suite réunion par première intention.

La tumeur entière avait à peu près le volume du poing. Le plus gros kyste contenait un liquide séreux fortement coloré par le sang, tandis que les plus petits kystes qui occupaient la partie supérieure de la tumeur contenaient de la sérosité pure. Partout on trouve sur les parois, un endothelium très distinct. Quant à l'origine de ce lymphangiome on ne trouve ni néoplasie des vaisseaux lymphatiques, ni constriction ayant amené une dilatation de ces vaisseaux.

La coloration sanguine du contenu du gros kyste est probablement due à un traumatisme.

INDEX BIBLIOGRAPHIQUE

Birkett (John). — Contribution à la pathologie des kystes séro-sanguins du cou et de l'aisselle. *Médico-chirurgical Transactions.* London, 1868.

Desprès. — *Traité du diagnostic des maladies chirurgicales. Diagnostic des tumeurs.* Paris, 1868.

Duplay. — *Traité de pathologie externe*, tome VII.

Kœnig. — *Traité de pathologie chirurgicale spéciale*, tome III, p. 76. Traduction française par Comte. Paris, 1890.

Lannelongue. — *Traité des kystes congénitaux.* Paris, 1886.

Marguet. — *Kystes hydatiques des muscles volontaires.* Thèse de Paris, 1888.

Nasse. — *Arch. für Klinische chirurgie von Langenbeck.* (Berlin, 1889, p. 614-653.)

Pilate (d'Orléans). — *Gazette des hôpitaux*, 1879.

Semaine médicale, n° du 9 décembre 1891, compte-rendu de la séance de la Société de médecine berlinoise du 2 décembre 1891.

Verneuil et Warmont. — *Gazette hebdomadaire*, 1er juin 1855, Paris. Sur les kystes développés dans les tumeurs érectiles, veineuses, enflammées.

Vidal de Cassis. — *Path. externe*, 3e édit., 1851, tome V, p. 499.

Imp. Saint Aubin et Thevenot, Saint-Dizier (Haute-Marne), 30, Passage Verdeau, Paris.